VIVERE MEGLIOSI PUÒ!

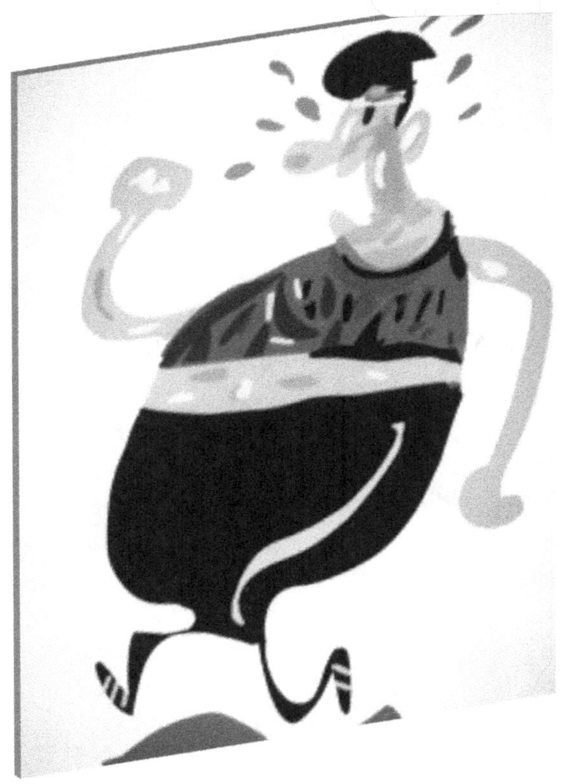

Obesità e Psiche

DI

DANY PETROL

Dedico questo lavoro

a mio figlio, Samuele.

Amore Mio

con affetto mamma.

Grazie di esistere.

Sommario

PREFAZIONE

Questo libro non intende sostituirsi a terapie mediche, utilizza ricerche scientifiche recenti a scopo conoscitivo.

Per ogni informazione, medica, rivolgersi allo specialista di competenza.

Le informazioni contenute sono date da ricerche scientifiche di riferimento che troverete alla fine della lettura del libro.

Voglio iniziare con il parlarvi di un problema che affligge la popolazione mondiale. Se stai leggendo questo libro, hai un qualche interesse anche tu a conoscere questa problematica.

Infatti, l'organizzazione Mondiale della sanità, definisce sovrappeso e obesità le condizioni di peso eccessivo, l'accumulo di tessuto adiposo che vanno a influire sullo stato di salute di ogni singolo individuo, sono delle condizioni patologiche, nelle quali la composizione corporea ha accumulato un'eccessiva presenza di Grasso o fa pregiudicare la qualità della vita predisponendo una persona che ne soffre a gravi patologie croniche e la durata della vita stessa può essere molto limitata; si definisce obesità l'eccesso dell'indice di massa corporea che supera il 20% del peso corporeo o di quello che è ritenuto ideale.

Secondo l'organizzazione Mondiale della Sanità (OMS) l'obesità rappresenta uno dei principali problemi della salute pubblica, è oramai considerata una malattia epidemica che si sta diffondendo in tutto il mondo. Infatti molti studi portano avanti la tesi che il tessuto adiposo, va a penalizzare lo stato di salute dell'uomo, porta a patologie croniche. In Europa il sovrappeso e l'obesità sono responsabili 80% dei casi di diabete, l'ipertensione arteriosa causa di cardiopatia ischemica. In queste poche pagine desidero illustrarvi come in qualche modo si possono affrontare alcune problematiche.

L'amore non è quantificabile, amati oltre ogni misura!

L'OBESITÀ' È' UNA MALATTIA.

A livello scientifico l'obesità è riconosciuta come una malattia cronica, e gli aspetti fondamentali sono caratterizzati dal danno organico, dalla sofferenza psicologica dalla difficoltà ad avere relazioni sociali e a sviluppare delle problematiche multifattoriali. L'obesità è considerata una malattia cronica che purtroppo va avanti in modo graduale e tende sempre a peggiorare lo stato di salute della persona, tre milioni di adulti muoiono ogni anno per obesità. Rappresenta il quinto fattore di rischio della morte globale circa almeno due milioni 800 di decessi all'anno nel mondo sono dovuti all'obesità.

L'obesità si divide, in obesità essenziale, primaria o secondaria.

L'obesità associata a sindromi genetiche: la sindrome di Down, la Sindrome di Turner e l'acondroplasia.

Le obesità endocrine sono: le obesità del morbo di Cushing, l'ipotiroidismo, il deficit del GH, pseudo ipoparatiroidismo.

Obesità ipotalamiche acquisiscono: tumori, traumi cranici, malformazioni vascolari, infezioni.

Obesità monogenetiche: mutazioni del Gene leptina / recettore leptina.

Obesità iatrogena si sviluppa con l'assunzione di farmaci: come glucocorticoidi, antiepilettici, antitiroidei, antidepressivi, antipsicotici.

L'immobilità dell'obesità: la paralisi, le malattie muscolo-scheletriche e quelle neurologiche. *Disturbi del comportamento alimentare:* come la bulimia, e la sindrome dell'alimentazione notturna.

Per obesità essenziale si intende per tutte quelle forme di obesità per le quali non sono state individuate l'esatte cause eziologiche, e sono coinvolti fattori genetici, metabolici, nutrizionali, sociali e culturali. Circa il 90% dei casi di obesità e obesità secondaria sono determinati da cause note e comprendono forme di origine genetica, forme derivanti da disfunzione ipotalamica, assolutamente secondaria di tipo neoplastico e infiammatorio che coinvolgono l'ipotalamo con i suoi recettori, il controllo dell'assunzione di cibo, forme legate a malattie endocrine come la Sindrome di Cushing l'ipotiroidismo e disturbi del comportamento alimentare.

Se la malattia si sviluppa con la combinazione di due variabili la suscettibilità genetica e i fattori ambientali, abitudini alimentari stile di vita condizioni socio-culturali condizioni fisiologiche, ed esegue una malattia concomitante con una terapia farmacologica, trovano un grado di ereditarietà stimabile intorno al 40- 70%, infatti, fattori genetici ambientali sono comuni nelle obesità.

Chi soffre di problemi di peso è come se soffrisse di una malattia invalidante, infatti, la guarigione è rara, il calo di peso è lento, vi è la recidiva al comune recupero del peso che, può essere lento ma spesso irreparabile, il trattamento è spesso più importante della malattia di base, perché intervengono delle condizioni psicologiche.

La distribuzione del grasso corporeo e viscerale varia su due livelli: abbiamo il livello che ha una distribuzione periferica, in particolare al cingolo pelvico quell'androide che è una distribuzione prevalentemente centrale localizzata a livello addominale con grasso mesenterico, grasso viscerale e la classificazione di questo tipo di obesità è basata su criteri anatomici. La valutazione, è ottenuta con dei parametri, che sono in grado di stimare la distribuzione del tessuto adiposo. Il tessuto di tipo viscerale ha delle funzioni di sostegno e contenimento degli organi stessi ed è localizzato nella sezione sottocutanea, ha una funzione di protezione termica e di riserva energetica; questa distinzione è notevole, infatti, ha un significato clinico è l'obesità di tipo androide con eccesso di grasso viscerale, è associata a un'aumentata incidenza di complicanze, quale diabete e dislipidemia, ipertensione arteriosa e la malattia coronarica. La situazione morbosa risiede nelle caratteristiche metaboliche del tessuto adiposo viscerale che è molto attivo, e il grasso sottocutaneo che interessa la superficie corporea nella donna, è particolarmente sviluppato nella regione gluteo-femorale mammaria nell'uomo in sede addominale che rappresenta la parte della tibia e del 10% totale del deposito attorno a fascia muscolare degli arti.

Gran parte dei depositi viscerali è costituito da grasso mesenterico, si possono osservare in posti minori nell'addome, anche in regione epicardica e nel mediastino, il riposo viscerale comporta un aumento di rilascio della circolazione degli acidi grassi liberi, quale livello epatico costituisce il substrato per la sintesi dei trigliceridi in condizioni normali del 5% e il 10% degli acidi grassi liberi immessi nella vena porta origina dall'origine della lipolisi del grasso viscerale, quando il grasso viscerale è presente in eccesso e arriva fino al 50% diventa patologia sia per l'uomo sia per la donna, infatti, si tendono a sviluppare delle malattie metaboliche.

Tra uomo e donna si hanno delle differenze metaboliche, infatti, il tessuto adiposo e distribuito in modo differente i depositi di tessuto adiposo in età adulta sono maggiori nell'uomo rispetto alla donna, mentre il tessuto adiposo sottocutaneo è maggiore nelle donne, il volume del tessuto adiposo totale corporeo è sempre maggiore nel sesso femminile. Abbiamo oltre alle differenze di distribuzione una diversa facilità di mobilizzazione del tessuto adiposo tra i due sessi: la donna a differenza dell'uomo in sede trocanterica è particolarmente sensibile all'azione degli estrogeni e dell'insulina che stimola produzione di lipoproteinlipasi, la lipoproteina lipasi capta gli acidi grassi circolanti né introduce per formare il deposito, le donne hanno maggiore tendenza a localizzare i depositi di acidi grassi nel tessuto adiposo nella zona gluteo-femorale promuovendo lo sviluppo del tipo costituzionale ginoide, caratterizzato appunto dalla dispersione all'accumulo delle zone inferiori.

Gli ormoni sessuali femminili stimolano la rapida produzione della lipoproteinlipasi in regione trocanterica sia prima sia durante la gravidanza per accumulo della riserva materna, il deposito di energia che serve al feto l'attività' in questa zona aumenta notevolmente nell'ultimo trimestre di gravidanza si riproduce drasticamente, il tessuto diviene sensibile, l'effetto lipolitico delle catecolamine in modo significativamente superiore al tessuto adiposo presente nelle altre parti del corpo.

Il tessuto adiposo o organo, storicamente era ritenuto organo d'immagazzinamento di eccesso di energia, sotto forma di trigliceridi, questo tessuto adiposo serviva "come isolamento termico" al contrario di oggi che è considerato un vero e proprio organo endocrino, infatti, gli adipociti, sono fatti in grado di secernere ormoni soprattutto la leptina e gli adiponectina fattori di crescita, enzimi e altre molecole chiamate, complessivamente adipochine o adipocitochine, che agiscono sia localmente, che a distanza. Per molti anni è stato ritenuto il tessuto adiposo come se in pratica non avesse nessuna attinenza con il modo in cui funziona il corpo ma oggi viene è rivalutato per l'omeostasi energetica globale è visto come un organo dinamico coinvolto in un'ampia gamma di processi biologici e metabolici.

L'organo adiposo è in grado di secernere diverse centinaia di molecole biologicamente attive, chiamata adiponectina che si trova inserita in equilibrio tra loro e sono in grado di regolare le funzioni metaboliche di vari organi e tessuti.

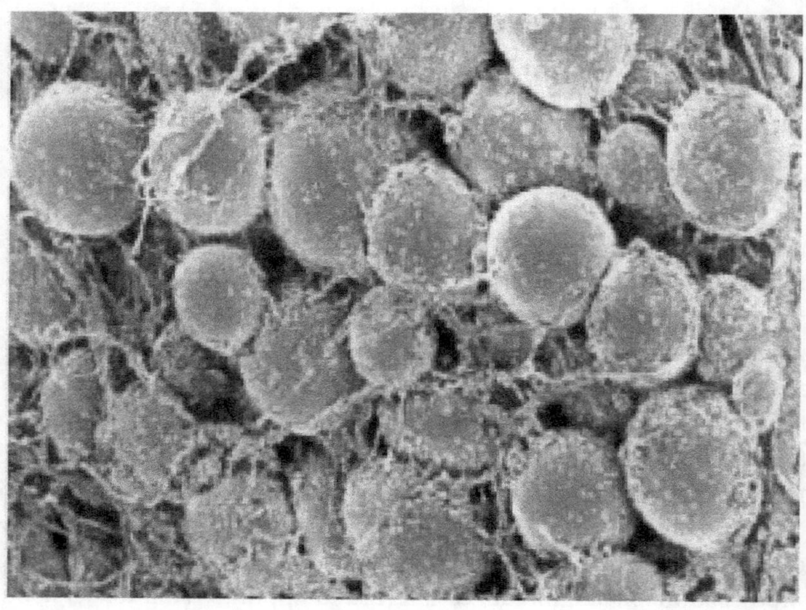

Grasso.

L'OBESITÀ' PORTA
ALL'INFIAMMAZIONE CRONICA

L'obesità porta all'infiammazione cronica, quando l'organismo viene a creare una condizione di bilancio energetico positivo con insolito energetico che supera il consumo, esiste ha delle modificazioni morfologiche metaboliche a livello del tessuto adiposo la maggiore espressione di citochine adozione Pro infiammatoria la minor produzione di molecole antinfiammatorie come l'adiponectina è l'aumento delle concentrazioni sieriche di proteine in fase acuta, si sta ora quindi un quadro infiammatorio cronico di basso grado che sembrerebbe avere un ruolo fisiopatologico importante nello sviluppo e nella progressione delle complicanze legate all'obesità gruppo dei meccanismi dell'infiammazione cronica l'aumento del volume adipocitario dovuto, l'accumulo di acidi grassi che determina la modificazione del tessuto adiposo tali determinare ipossia cellulare (carenza di ossigeno nelle cellule).

La mancanza di ossigeno nelle cellule produce e mette in circolo alcune chemochine che richiamano al circolo periferico cellule infiammatorie come macrofagi e linfociti e così si ha un'infiltrazione di cellule infiammatorie nel tessuto adiposo.

L'obesità porta all'infiammazione del tessuto adiposo che si può propagare a livello dell'adiposità tipico nelle persone obese, gli adipociti stimolano l'infiltrazione dei macrofagi deputati alla digestione del contenuto lipidico degli adipociti morti e causano ipossia e le conseguenze sono quelle della liberazione di sostanze infiammatorie con conseguenze negative sulla salute dell'organismo predisponendo a varie malattie che sono associate tipicamente a chi soffre di obesità, diabete e patologie cardiovascolari.

Le patologie correlate all'obesità sono le malattie metaboliche quali, il diabete tipo due dalla dislipidemia iperuricemia e la gotta l'infertilità femminile, la sindrome dell'ovaio policistico poi si può sviluppare della neoplasia alla mammella al colon retto all'endometrio al pancreas alla prostata al fegato alla colecisti e addirittura delle leucemie.

Le patologie sono: l'obesità, malattie cardiovascolari come l'ipertensione arteriosa, la cardiopatia coronarica, la cardiopatia congestizia e l'embolia polmonare, l'ictus, e altre patologie come l'asma, apnee ostruttive notturne, steatosi epatica non alcolica, reflusso gastroesofageo e fascite plantare.

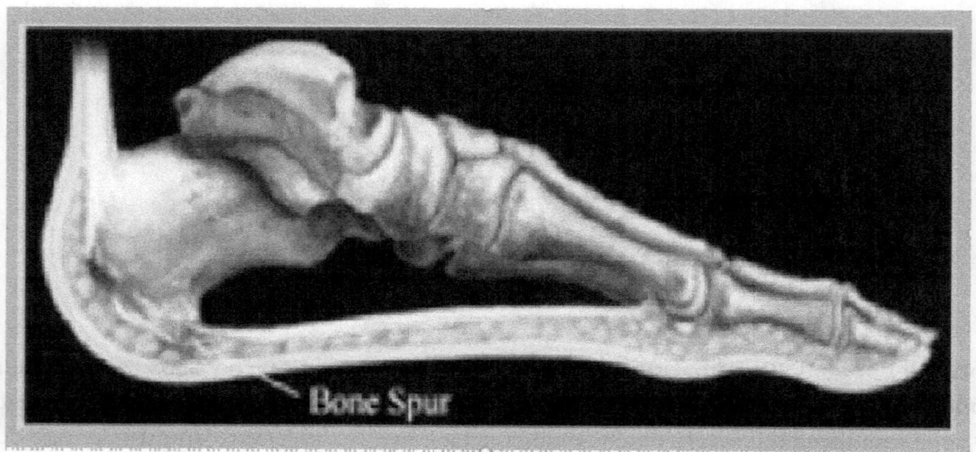

Le Malattie respiratorie sono collegate all'eccesso di peso corporeo con episodi di ostruzione parziale o completa, apnee notturne , delle vie aeree superiori durante il sonno che durano oltre dieci secondi l'obesità tra i più importanti fattori di rischio reversibile per questi pazienti che presentano un maggior rischio, d'ipertensione diurna aritmie notturne ipertensione polmonare, insufficienza ventricolare infarto del miocardio ictus e mortalità per cause cardiovascolari, la riduzione ponderale riduce il rischio di tutte queste complicazioni.

Le patologie oncologiche si sviluppano anche con il sovrappeso, infatti molti studi epidemiologici hanno dimostrato che sovrappeso e l'obesità si associano a un aumentato rischio di sviluppare tredici diversi tipi di cancro che costituiscono il 40% di tutti i tumori diagnosticati.

Ritroviamo frequentemente neoplasie del colon all'endometrio della mammella dell'esofago,pancreas,cistifellea e al fegato e a livello ematologico. Inoltre questi pazienti aumento la mortalità cancro.

Parliamo di patologie muscolo scheletriche i soggetti obesi tendono a sviluppare l'osteoartrite, l'artrite con problemi ortopedici cronici con una ridotta deambulazione e psicopatologie a livello di ansia e depressione, isolamento sociale riduzione della performance e dell'attività sessuale, riduzione dell'autostima.

 Un altra problematica dell'obesità rimane l'insulino-resistenza che è un ormone prodotto dal pancreas con azione anabolizzante l'insulina è ipoglicemizzante, immagazzina le sostanze energetiche in eccesso nel tessuto adiposo, stimola l'accumulo di trigliceridi e blocca la lipolisi,l' insulina è un ormone, sensibilizzato dalla base del cervello al pancreas per risposta alla glicemia che aumenta, se noi facciamo innalzare la glicemia di conseguenza,si alza anche l'insulina e questa insulina in eccesso non viene consumata si deposita in grasso. La funzione principale dell'insulina, quindi è di stimolare la fase sintetica del metabolismo smuovendo l'assunzione di glucosio da parte delle cellule, numerosi tessuti stimolano la sintesi del glicogeno degli acidi grassi e delle proteine.

La capacità dell'insulina è di stimolare l'utilizzazione soprattutto a livello muscolare del glucosio è di fondamentale importanza l'omeostasi del metabolismo glucidico.

Molti soggetti soffrono d'insulino-resistenza una ridotta capacità dell'insulina ad agire efficacemente sui tessuti bersaglio periferici soprattutto nei muscoli e nel fegato Quando un individuo è in sovrappeso tanto più probabile che sia resistente all'insulina allo stesso modo la perdita di peso termine miglioramento della sensibilità cellulare l'azione dell'insulina e riduzione del rischio associato.

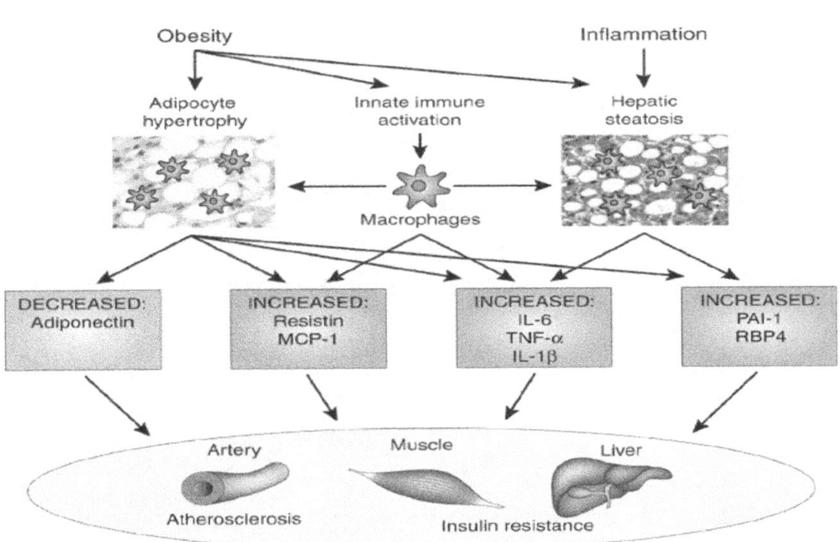

L'obesità riduce l'aspettativa di vita di una donna di sei anni, nell'uomo è associato a una riduzione tale che è un fenomeno che in gran parte dovuta la maggiore prevalenza di malattie cardiovascolari in particolari molti studi, hanno dimostrato che l'obesità insorte in giovane età induce ad una riduzione del numero degli anni vissuti in assenza di malattie cardiovascolari.

Diabete di Tipo 2

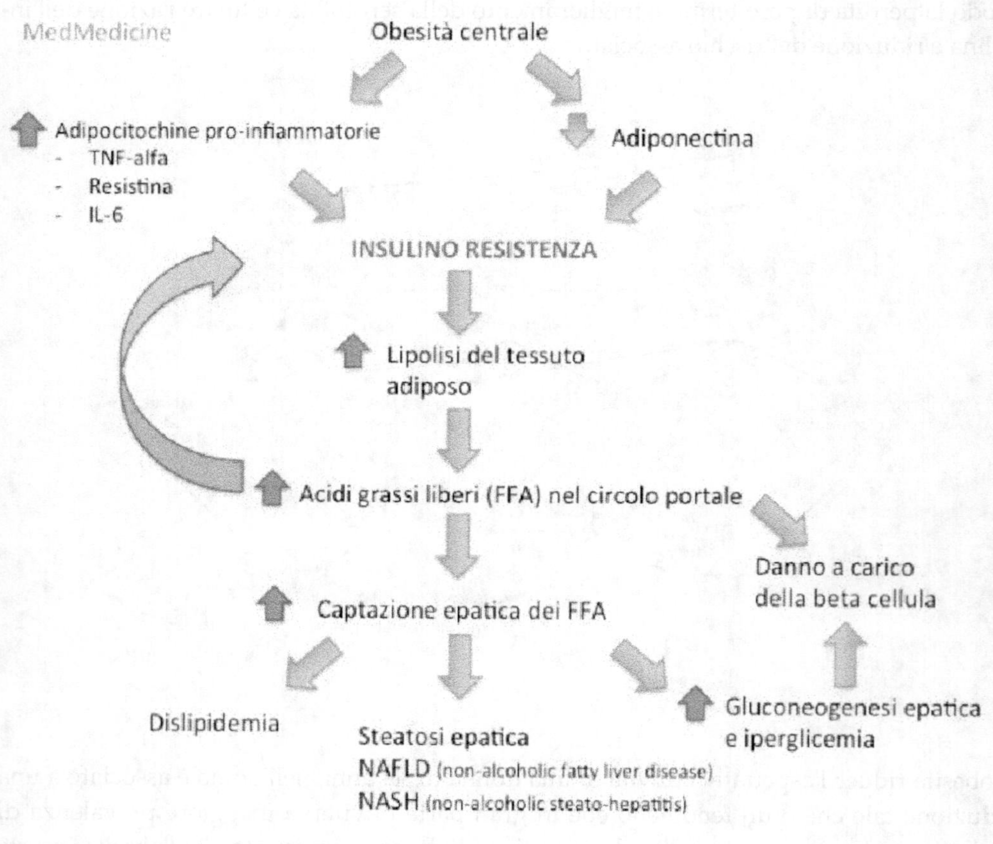

L'ORGANO ADIPOSO

Il volume in tessuto adiposo del corpo dipende da molti processi che reggono dimensione numero di adipociti, l'espansione della massa adiposa può venire per aumento del numero dei adipociti però mentre il contenuto lipidico cerca un deposito infatti e il bilancio energetico positivo determina, un aumento del peso corporeo cioè viene inizialmente per ipertrofia degli adipociti maturi presenti nel tessuto adiposo ,a volte queste cellule raggiungono il volume massimo, ma non ci si arriva all'incremento delle riserve adipose realizzabile. Soltanto attraverso l'aumento del numero di adipociti quindi è stimolata la differenziazione del percorso degli adipociti maturi per iperplasia, quando una persona obesa ha un minor bilancio energetico, le cellule adipose, perdono una certa quantità di grasso riducono i loro volumi.

Al contrario il numero dei depositi non può essere ridotto. Questo fenomeno è alla base delle recidive del recupero del peso alla fine di dimagrimento. La leptina svolge un ruolo fondamentale nel regolare il metabolismo: è in grado di penetrare la barriera ematoencefalica e di legarsi alle membrane cellulari ipotalamiche inviando un segnale di sazietà a livello cerebrale ,ha un effetto anoressizzante, riduce l'appetito limita l'assunzione di cibo e aumenta il consumo energetico, i suoi livelli sono direttamente correlati con la quantità di massa grassa :la mancanza di produzione della leptina aumenta l'obesità sembra inoltre coinvolta nelle regolazioni di altre funzioni biologiche come l'ematopoiesi, l'attività tiroidea immunitaria e la riproduzione.

Quando fu scoperta dalle leptina ha confermato l'esistenza di un canale di comunicazione tra tessuto adiposo il cervello, che ha lo scopo di regolare l'accumulo di grasso quando le riserve lipidiche aumentano, le cellule adipose bianche accelerano la sintesi di leptina per segnalare all'ipotalamo che occorre ridurre l'assunzione di cibo.

La quando vi è, un aumento di peso vi è anche un aumento di leptino-resistenza cioè la resistenza alla leptina, la leptina non aumenta e perciò l'appetito non diminuisce e si arriva ad una sovralimentazione è a un minor consumo energetico incrementando un ponderale accumulo di lipidi.

Abbiamo l'adiponectina che svolge un ruolo importante nella funzione della regolazione del metabolismo energetico, favorisce l'ossidazione dei trigliceridi e aumenta la sensibilità insulinica dei muscoli e del fegato.

L'adiponectina ha un'azione vaso protettiva antinfiammatoria, si pensa che abbia un effetto protettivo sul rischio cardiovascolare e i livelli sono inversamente correlati con la quantità di massa grassa maggiore è la massa grassa minore e la quantità di adiponectina rilasciata dal tessuto adiposo i livelli plasmatici di adiponectina sono significanti è inferiore negli individui obesi, nell' insulino- resistenza nella sindrome metabolica nel diabete tipo due che è associato all'obesità e alla malattia coronarica.

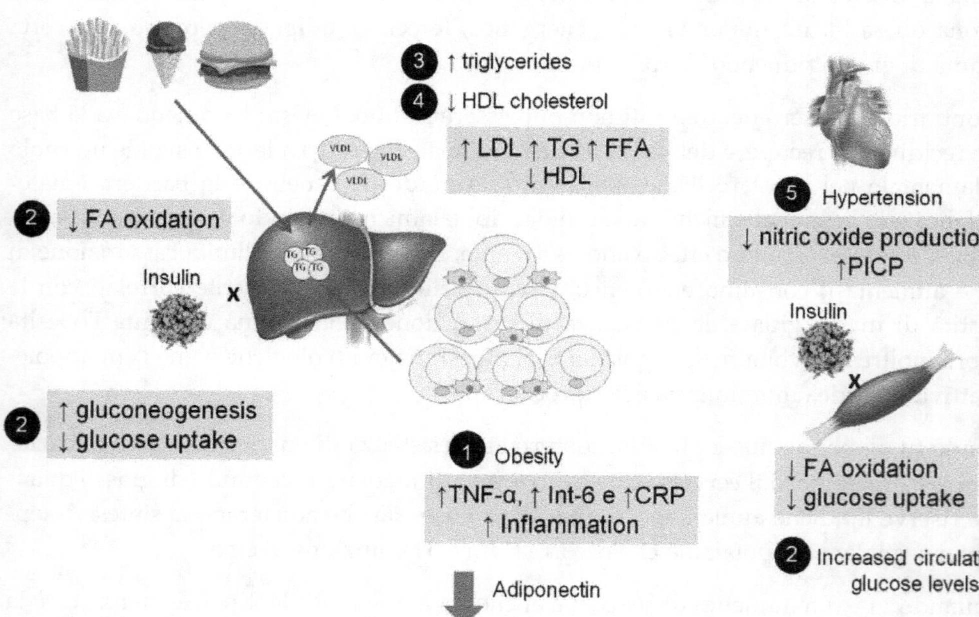
3 ↑ triglycerides
4 ↓ HDL cholesterol
↑ LDL ↑ TG ↑ FFA ↓ HDL
VLDL
VLDL
VLDL
TG TG
TG TG
2 ↓ FA oxidation
Insulin
X
2 ↑ gluconeogenesis ↓ glucose uptake
5 Hypertension
↓ nitric oxide production ↑PICP
Insulin
X
↓ FA oxidation ↓ glucose uptake
2 Increased circulating glucose levels
1 Obesity
↑TNF-α, ↑ Int-6 e ↑CRP ↑ Inflammation
Adiponectin

LA LEPTINA

La leptina svolge un ruolo fondamentale nel regolare il metabolismo: è in grado di penetrare la barriera emato-encefalica e di legarsi le membrane cellulari ipotalamiche inviando un segnale di sazietà a livello cerebrale, avendo un effetto anoressizzante riduce l'appetito, limita l'assunzione di cibo, aumenta il consumo energetico,e i suoi livelli sono direttamente correlati con la quantità di massa grassa : l'espressione dell'aumento della leptina che aumentano nell'obesità sembra inoltre essere coinvolta nelle regolazioni di altre funzioni biologiche come l'ematopoiesi, l'attività tiroidea immunitaria e la riproduzione.

Quando fu scoperta dalle leptina ha confermato l'esistenza di un canale di comunicazione tra tessuto adiposo e il cervello, che ha lo scopo di regolare l'accumulo di grasso quando le riserve lipidiche aumentano, le cellule adipose bianche accelerano la sintesi di leptina per segnalare all'ipotalamo che occorre ridurre l'assunzione di cibo.

 Quando vi è, un aumento di peso vi è anche un aumento di leptino resistenza cioè la resistenza alla leptina e la leptina non aumenta e perciò l'appetito non diminuisce e si arriva ad una sovralimentazione è un minor consumo energetico incrementando un ponderale accumulo di lipidi.

Abbiamo l'adiponectina che svolge un ruolo importante nella funzione della regolazione del metabolismo energetico favorisce l'ossidazione dei trigliceridi e aumenta la sensibilità insulinica dei muscoli e del fegato.

L'adiponectina ha un'azione vaso protettiva antinfiammatoria si pensa che abbia un effetto protettivo sul rischio cardiovascolare la quantità di massa grassa maggiore e la massa grassa minore e la quantità di adiponectina rilasciata dal tessuto adiposo. I livelli plasmatici di adiponectina sono significante inferiore negli individui obesi nell'insulino-resistenza ,nella sindrome metabolica nel diabete tipo due associato all'obesità e alla malattia coronarica.

SEROTONINA

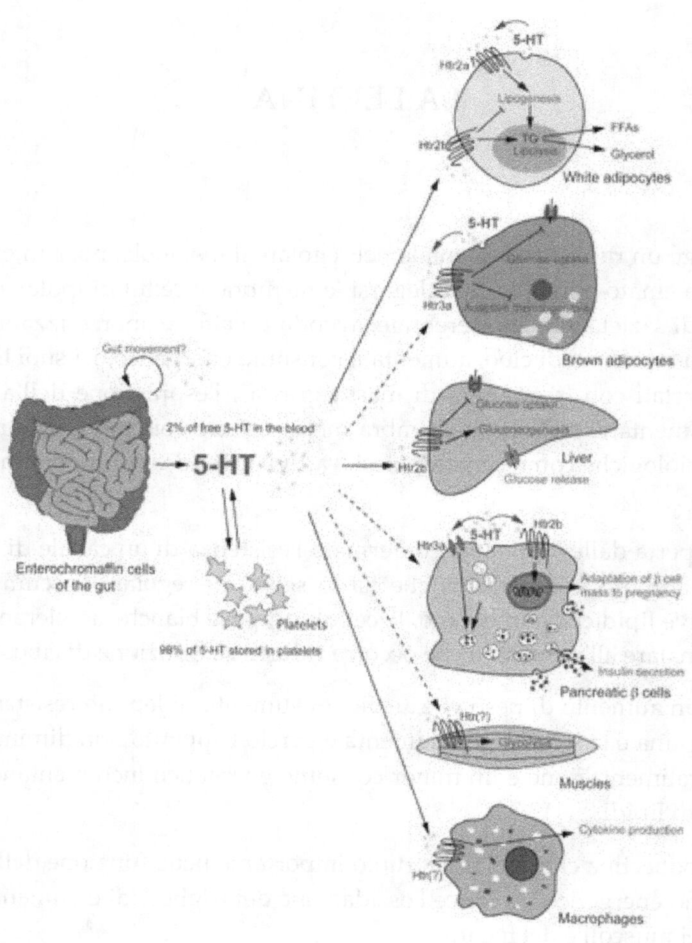

L'omeostasi metabolica è assicurata sia dal sistema nervoso sia dagli ormoni.

Gli ormoni che regolano il metabolismo, la serotonina.

La serotonina è prodotta in diverse zone anatomiche del corpo.

La serotonina ha un ruolo fondamentale nella regolazione della funzione degli organi coinvolti nell'omeostasi del glucosio e dei lipidi.

La serotonina è prodotta da un amminoacido detto triptofano, si può trovare negli alimenti come i funghi e le piante vegetali.

La sinterizzazione della serotonina avviene a livello cerebrale e a livello periferico dal triptofano, nel cervello la serotonina funge da neurotrasmettitore, regolando molti aspetti fisiologici, come il comportamento, l'apprendimento, l'appetito e l'omeostasi del glucosio.

Il 5% della serotonina deriva dal cervello, l'altro95% è prodotto dall' organo periferico compreso l'intestino.

A livello periferico la stragrande maggioranza della serotonina è prodotta dalle cellule dell'intestino, e può agire sia nell'intestino sia entrare in circolo a livello della circolazione sanguigna, l'assorbimento della serotonina avviene a livello piastrinico è rilasciata nella coagulazione sanguigna.

Solo il 2% della serotonina rimane libero nel sangue e può agire direttamente come un ormone.

La serotonina nell'organismo applica una regolazione multiforme del metabolismo poiché la maggior parte della serotonina è prodotta dalle cellule dell'intestino,

può promuovere la lipolisi e quindi la secrezione degli acidi grassi e del glicerolo, regola le cellule Beta che producono l'insulina e sono il principale tipo di cellula che regola l'omeostasi del glucosio e dei lipidi del corpo.

La produzione d'insulina è la secrezione dell'insulina controllate non solo a livello di nutrienti ma anche dal sistema nervoso e ormonale.

Le cellule beta pancreatiche condividono delle caratteristiche di sviluppo come i neuroni produttori di serotonina.

La serotonina agisce promuovendo il processo cellulare con il quale la cellula riversa al suo esterno le molecole accumulate all'interno della vescicola, tramite la fusione di quest'ultima con la membrana plasmatica (esocitosi).

La serotonina che viene prodotta dall'intestino promuove la glicogenosi e sopprime l'assorbimento del glucosio da parte degli adipociti.

Quando i nutrienti sono disponibili in eccesso, gli adipociti assorbono il glucosio e lo immagazzinano sotto forma di glicogeno polisaccaride.

Il fegato ha un ruolo fondamentale nella regolazione dei livelli di glucosio nel sangue.

La serotonina potrebbe regolare il metabolismo del glucosio epatico e dei lipidi, promuovendo la glicogenesi epatica.

Uno studio sulla serotonina svolto da H.Watanabe et al. mostra la serotonina periferica, ponendo l'attenzione al miglioramento del metabolismo dei lipidi accelerando il turnover degli acidi biliari,

potrebbe esercitare diversi effetti sul metabolismo del glucosio epatico secondo la specie, e del contrasto ormonale fisiologico.

Secondo alcuni studi la serotonina regola le funzioni del tessuto adiposo.

Il tessuto adiposo è specializzato nella conservazione di grandi quantità di sostanze nutritive, il grasso si divide in grasso bianco e in grasso bruno.

Il tessuto adiposo bianco funge da "accumulatore" di energia nell'organismo.

Durante la fase dell'alimentazione gli adipociti assorbono l'eccesso di lipidi e zuccheri per proteggere altri organi periferici dai loro effetti tossici.

Gli adipociti rispondono alla mancanza di nutrienti inducendo la lipolisi, un processo che parte alla mobilizzazione a rilascio di acidi grassi liberi detti FFA e glicerolo attraverso il catabolismo dei trigliceridi immagazzinati.

Tutti gli adipociti secernono adipochine, che regolano il metabolismo degli organi.

La serotonina agisce sulle cellule immunitarie regolando il metabolismo del fegato e degli adipociti.

L'infiammazione cronica nei soggetti obesi, associata a livelli elevati di citochine pro-infiammatorie, contribuisce all'insulino resistenza periferica.

La serotonina periferica agisce su diverse cellule infiammatorie, promuove il reclutamento dei neutrofili nel sito dell'infiammazione.

Alcuni studi sui topi hanno fatto notare che la serotonina periferica esacerba lo sviluppo di malattie infiammatorie, ad esempio il reclutamento dei macrofagi e promuovendo la secrezione di citochine pro-infiammatorie.

La serotonina funziona in altri organi periferici.

La maggior parte della serotonina è prodotta nel tratto gastrointestinale nelle cellule "entero-cromaffine", solo una piccola quantità entra in circolo nella circolazione sanguigna.

La serotonina svolgendo una funzione metabolica nella regolazione inadeguata del glucosio e dei lipidi può portare a delle malattie metaboliche, compreso il diabete.

L'iperglicemia e l'iperlipidemia sono delle caratteristiche del diabete mellito, che deriva dalla resistenza all'insulina in combinazione con l'incapacità' delle cellule "beta" del pancreas di produrre insulina a quantità sufficienti.

Gli inibitori della ricaptazione della serotonina, che aumentano il pool di serotonina nel sistema nervoso centrale, sono comunemente usati per il trattamento dei disturbi mentali.

Il potenziale terapeutico che prende di mira il sistema della serotonina nella periferia non è stato esplorato in modo completo oggi.

Poiché la serotonina non attraversala barriera emato-encefalica e la maggior delle cellule produttrici di serotonina derivata dall'intestino da composti somministrati per via orale potrebbe essere una strategia terapeutica utile.

Poiché il diabete di tipo due è solitamente associato a un aumento del rischio di sviluppare altri disturbi metabolici come l'aterosclerosi o la steatosi epatica, come utili anche per i disturbi del trattamento infiammatorio come l'osteoporosi.

La serotonina prodotta dal sistema nervoso centrale sulla regolazione del comportamento e della fisiologia sia stata al centro d'interesse per decenni.

Ultimamente è stata messa in primo piano di molti studi scientifici, infatti, la serotonina periferica va regolare molti aspetti fisiologici, svolgendo una funzione cardine nella regolazione dell'omeostasi del glucosio e dei lipidi agendo su diversi organi e tipologie cellulari.

La serotonina prodotta nelle cellule Beta pancreatiche promuove la secrezione d'insulina durante la gravidanza e anche la proliferazione cellulare delle cellule Beta.

La serotonina che è, prodotta nell'intestino, agisce sul fegato promuovendo la glicogenesi, sopprimendo l'assorbimento del glucosio epatico, va a promuovere la lipolisi, la produzione di adiponectina e l'azione dell'insulina.

La serotonina che è prodotta direttamente dagli adipociti sopprime la termogenesi e l'assorbimento del glucosio nel tessuto adiposo funzionale, bruno grasso.

La serotonina potrebbe agire direttamente sul muscolo promuovendo la glicolisi e promuovendo la produzione di citochine nei macrofagi.

La serotonina presenta un grande potenziale terapeutico nelle malattie infiammatorie e degenerative

LA DOPAMINA

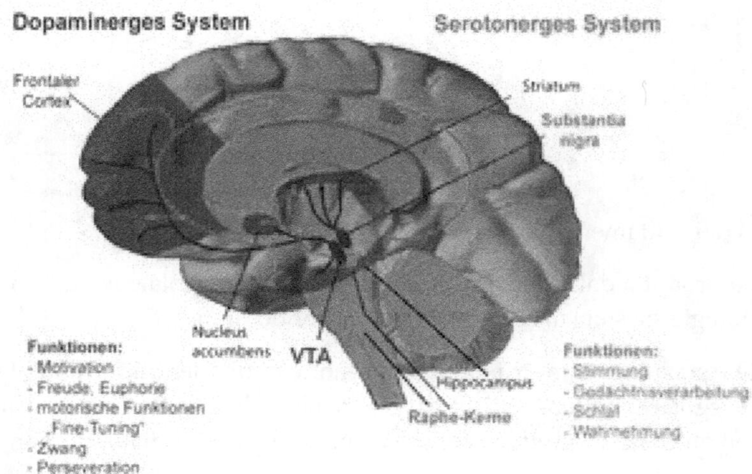

La dopamina fa parte anch'essa degli ormoni del benessere.

La produzione di dopamina avviene come ricompensa da parte del cervello con l'assunzione di cibo.

Nell'obesità troviamo un'ipofunzionalità del rilascio di dopamina nel nucleo accumbens.

Per identificare i cambiamenti celebrali nell'obesità' bisogna valutare la produzione di dopamina.

L'obesità secondo gli studi è associata ad una ridotta funzionalità ipodopominergica.

Una sindrome da deficit da ricompensa di dopamina è alla base di comportamenti alimentari anormali, che porta all'obesità.

Alla base ci sono dei cambiamenti neurobiologici dei marcatori della dopamina a livello pre-sinaptico, vi è una mancanza di regolazione.

Molti studi recenti suggeriscono che l'obesità dovrebbe essere considerata come un disturbo del cervello, e ciò dovrebbe essere incluso nel manuale diagnostico e statistico dei disturbi mentali(DSM).

La dipendenza da cibo si può sviluppare attraverso un apprendimento o un'abitudine errata, e la ricompensa da cibo può essere ritenuta altrettanto saliente come la dipendenza dalla droga.

Una serie di meccanismi neurobiologici si sviluppano con la dipendenza, da cibo.

L'assunzione di cibo è regolata dal cervello, come un segnale di ricompensa, si possono ignorare i percorsi omeostatici aumentando il desiderio di consumare cibi appetibili.

I neuroni della dopamina svolgono un ruolo importante nella motivazione e ricompensa.

Avere delle esperienze gratificanti significa avere un'attivazione della via dopaminergica a livello limbico si ha un'eccitazione neurale e un'inibizione ha secondo dell'esperienza che si sta vivendo.

Es. Se sto facendo l'amore con il mio partner dal quale sono particolarmente attratto /a avrò un aumento di dopamina "l'ormone del piacere ".

Un'importanza rilevante e centrale si ha attraverso i neuroni e la produzione di dopamina, l'ormone del piacere e del benessere Psicofisico.

Alcuni studi hanno dimostrato che l'esposizione a un'alimentazione sregolata riduce la neurotrasmissione limitando i neurotrasmettitori e diminuendo la produzione di dopamina, vi è una stretta correlazione tra i cambiamenti neurologici dei marcatori sinaptici della dopamina associati all'obesità'.

Il peso corporeo è determinato da meccanismi metabolici che "edonici".

Si sviluppa un rapporto con il piacere e il bisogno provando gradevoli emozioni, come assumere del cibo o fare l'amore induce al piacere, cioè alla produzione di dopamina.

"si potrebbe scegliere di fare l'amore, in sostituzione a un bel piatto di pasta ".

Quando sviluppiamo dei problemi di sovrappeso nella fase iniziale, per poi arrivare all'obesità,

sviluppiamo un'alterazione della ricompensa alimentare, portando così una massiccia ingestione calorica sviluppata in due fasi "gradimento e desiderio"

E, qui s'innesca il sistema di ricompensa della dopamina.

Molti studi ci suggeriscono che assumere del cibo ipercalorico può portare alla dipendenza poiché alcuni modelli di abitudini alimentari compulsivi sono simili a un modello di tossicodipendenza.

Cibo e droghe aumentano i livelli di dopamina nel cervello.

L'obesità' si può dire che è un sintomo da deficit di ricompensa.

La ricompensa non si definisce solo con il cibo, ma anche un deficit affettivo che può portare all'utilizzo del cibo come ricompensa per il corpo.

Facciamoci caso quando litighiamo con il nostro partner o siamo particolarmente nervosi, tendiamo a mangiare cibo dolce, il cibo dolce aumenta il piacere e fa alzare i livelli di dopamina e cosi dell'umore.

L'azione della dopamina si riversa sul sistema nervoso simpatico aumentando il benessere psichico e fisico momentaneo .

Tutti gli stimoli che producono motivazione e ricompensa (come il cibo e l'acqua, il sesso e altro che ti fa provare piacere) provocano il rilascio di dopamina da parte del nucleo accumbens.

La dopamina rilasciata dal cervello va a influenzare le regioni cerebrali.

Attraverso una ricerca di risonanza magnetica funzionale la dopamina agisce sulle zone della corteccia motoria e della corteccia insulare.

La corteccia insulare è particolarmente coinvolta nelle funzioni cognitive della percezione.

Il rilascio di dopamina è molto ampio nell'impronta della memoria che attribuisce un'importanza motivazionale a stimoli ambientali altrimenti neutri.

La diminuzione di dopamina comporta un desiderio compulsivo e incontrollabile di assumere dolci, e le abitudini errate acquisite nel tempo e il comportamento alimentare non consono alla nostra salute, quando s'innesca una dipendenza s'innesca un circolo imperfetto in cui alimenti ricchi di grassi, è assunto come ricompensa per il buon umore per ritrovare il senso di benessere perduto.

Il consumo cronico di cibo ad alto contenuto di grassi è legato all'obesità' e così facendo s'inducono dei cambiamenti legati alla plasticità dei circuiti di ricompensa, diminuendo la produzione di dopamina, si alimenta uno stato depressivo.

Alcuni studi hanno reso evidente come l'attività' motoria attivi la produzione di dopamina.

L'utilizzo dell'attività fisica come ricompensa al cibo cosi sostituendola si diminuisce lo stato depressivo e avere l'aumento della dopamina come status di benessere, psicofisico.

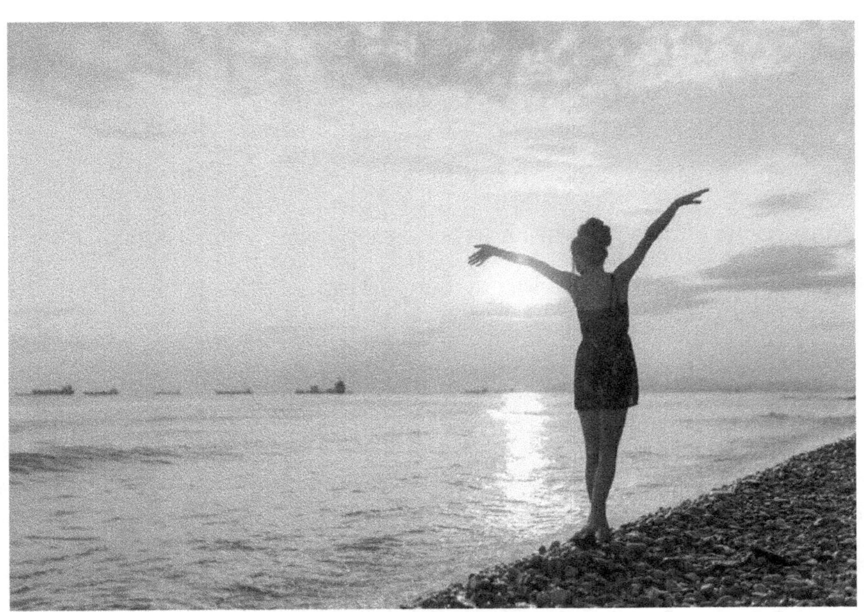

Alimenta il tuo benessere

OSSITOCINA

L'ossitocina secondo alcune ricerche andrebbe a modulare i comportamenti alimentari.

Delle ricerche recenti rendono evidente l'importanza dell'ossitocina nel trattamento dell'obesità'.

Nelle interazioni sociali l'ossitocina ha un ruolo importante ed è spesso definita

"l'ormone dell'amore" o del benessere in generale, cosi è denominata.

L'ossitocina è rilasciata durante il parto e l'allattamento, gioca un ruolo di comunicazione madre-bambino.

L'ossitocina interviene nell'assunzione del cibo e nel controllo del peso corporeo.

In conformità a alcune ricerche scientifiche validate, alcuni ricercatori hanno pensato di introdurre l'uso dell'ossitocina nel trattamento di varie problematiche alimentari come le abbuffate o l'obesità'.

A conferma di ciò alcuni ricercatori avevano introdotto la somministrazione di ossitocina attraverso degli spray nasali e questa somministrazione avrebbe portato dei benefici poiché agendo sulle vie, celebrali coinvolte nel comportamento alimentare con la diminuzione del consumo di cibo.

L'osstitocina è in grado di modulare i percorsi cerebrali, come riferimento alla risposta ad alimenti molto appetibili e gratificanti.

Lo studio fu compiuto attraverso la neuro imagining RMf "risonanza magnetica funzionale" per osservare come l'ossitocina impatta sulla connettività funzionale tra l'area ventrale segmentale VTA e il resto del cervello.

Eseguendo la somministrazione di ossitocina a digiuno, attraverso le narici era utilizzato uno spray nasale; in contemporanea era effettuata RMf i soggetti durante l'esame di risonanza magnetica funzionale osservavano delle immagini raffiguranti del cibo ad alto contenuto calorico, e altri soggetti del cibo a basso contenuto calorico; comparando i soggetti esaminati con due diversi immagini raffiguranti un cibo calorico e un cibo a basso contenuto calorico e valutando che i soggetti che avevano avuto il trattamento spray a base di ossitocina si è visto che la connettività funzionale tra VTA e le aree cerebrali coinvolte nell'assunzione di cibo, erano, molto più debole rispetto ai soggetti che non avevano avuto questo trattamento.

Il trattamento con l'ossitocina spray lo avevano avuto i soggetti che osservavano le immagini ad alto contenuto calorico.

L'ossitocina interverrebbe nel modulare i comportamenti alimentari.

L'obesità' è una malattia altamente invalidante, sia a livello fisiologico sia a livello psicologico.

Chi ha una buona produzione di ossitocina, ha una buona percezione delle emozioni personali e delle emozioni dell'atro.

L'ossitocina funziona come un ormone e come un neurotrasmettitore ed è coinvolta in importanti funzioni fisiologiche e psicologiche, come il legame tra il partner, e la coesione di gruppo, possiamo dire che la sua assenza potrebbe stimolare comportamenti aggressivi.

Infatti, chi ha una buona produzione di ossitocina si espone con più facilità riconosce le emozioni altrui e le proprie emozioni sono riconosciute con più razionalità.

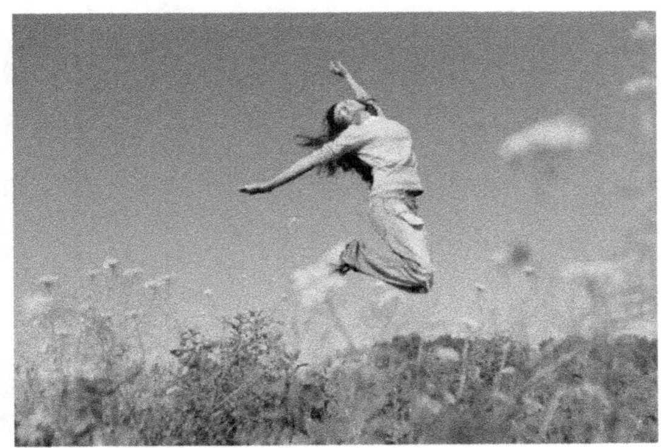

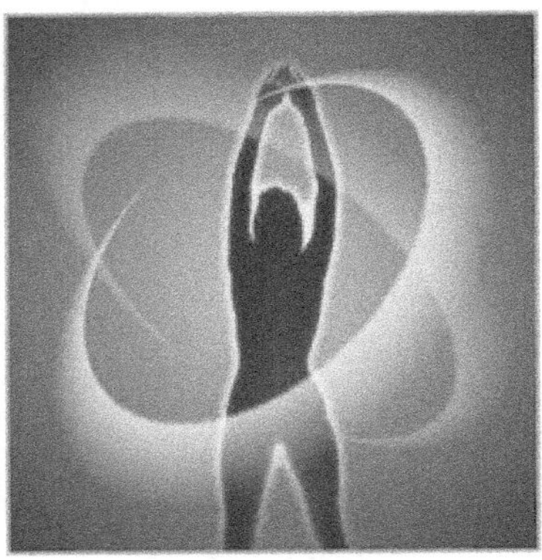

Stare all'aria aperta a contatto con la natura nutre il tuo benessere interiore.

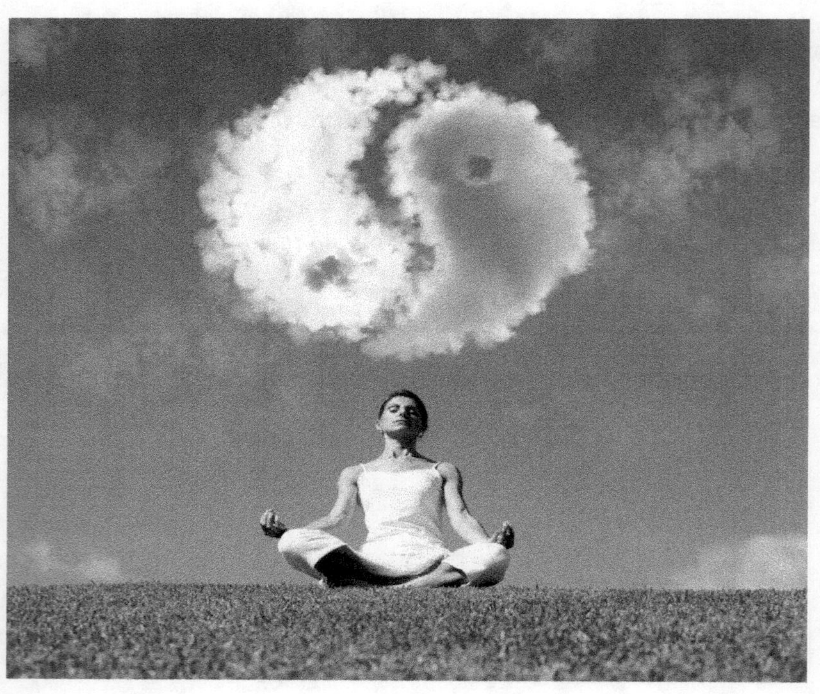

Il benessere nasce dal riconoscere le proprie emozioni.

ORMONI E PSICHE

Gli ormoni sessuali agiscono in maniera pregnante sul sistema nervoso centrale "SNC" e la fluttuazione degli stessi contribuisce alla fisiopatologia di tutti i disturbi adattivi che si trovano nel sesso femminile, ma anche in quello maschile ovviamente.

Nel sesso femminile gli estrogeni svolgono una primaria importanza non solo nel controllo della funzione riproduttiva, ma svolgono una serie di funzioni biologiche.

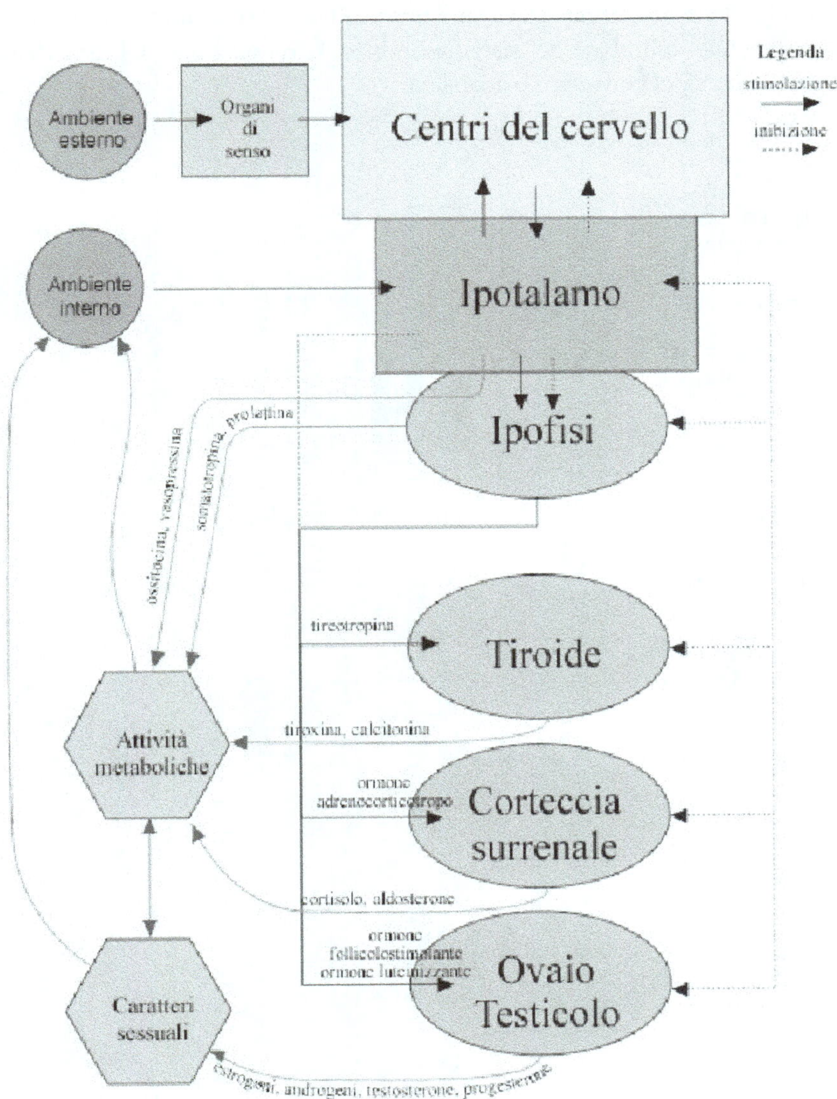

Tramite la regolazione del rilascio dei neurotrasmettitori e neuro peptidi regolano, a livello ipotalamico, l'attività' dei centri deputati alla riproduzione, della termoregolazione, della sazietà, della pressione arteriosa e molte altre funzioni importanti, come il modo di funzionare livello limbico del sistema limbico, la regolazione del tono dell'umore, del comportamento e del benessere psicofisico.

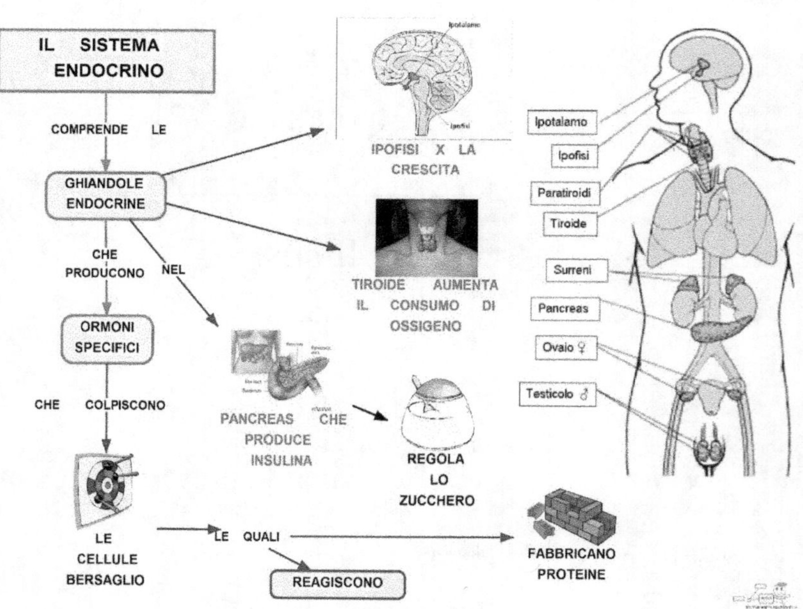

DISAGIO PSICHICO E OBESITA'

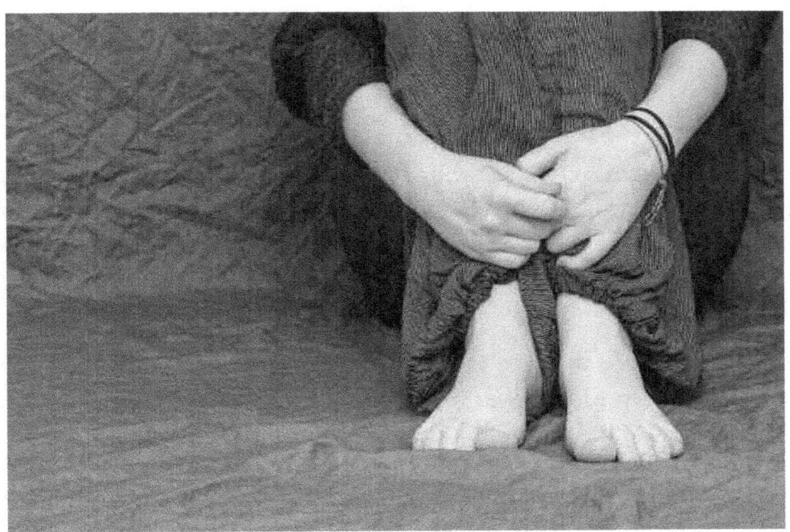

Il problema del rapporto tra obesità e disagio psichico non è certo nuovo al dibattito scientifico, e tuttavia l'indagine del substrato psicopatologico del soggetto obeso continua a muovere controverse osservazioni. Il fenomeno obesità è ora considerato con criteri volti a valutare in modo pressoché esclusivo l'eccesso ponderale. Sebbene tali criteri nosografici consentano una certa comunicabilità scientifica, nella clinica non permettono di individuare il focus del problema obesità, dove s'intrecciano aspetti puramente medici e psichiatrici. Nella maggior parte dei casi vanno accuratamente riconosciuti e distinti gli aspetti psicologici che hanno una parte rilevante nello sviluppo dell'obesità da quelli che ne sono la diretta conseguenza. In tal senso alcuni soggetti apparentemente non sperimenterebbero nessun disagio psicologico nel corso della vita (obesi no-binge) mentre in altri l'obesità potrebbe innescare problematiche psicosociali e relazionali (obesi binge). In questi termini, pertanto, gli obesi, rappresenterebbero una popolazione molto eterogenea di soggetti, con differenti capacità adattative, che manifesterebbero varie e complesse dinamiche psicologiche e comportamentali. Un percorso psicoterapeutico teso a sciogliere realmente le dinamiche conflittuali interne, che in parte conducono l'obeso a ricorrere principalmente al cibo, sembra porsi, sulla base della nostra esperienza, quale punto essenziale per affrontare il gravoso e insidioso fenomeno dell'obesità.

LO STATO NUTRIZIONALE

Lo Stato di salute è direttamente correlato allo stato della Nutrizione: la malnutrizione, per eccesso o per difetto, è associata a un aumento di rischio di mortalità e di

 comorbidita patologiche.

Lo stato di nutrizione è definito dall'introduzione dell'assorbimento e al suo utilizzo dei nutrienti vale a dire dalla composizione corporea al dispendio energetico alla funzionalità corporea il punto di partenza della valutazione generale consiste nell'eseguire un'accurata anamnesi, generale e nutrizionale, comprende la propensione all'attività fisica la quale sarebbe opportuno aggiungere un diario alimentare.

Per valutare lo stato nutrizionale e per gestire i problemi nutrizionali come l'obesità e la malnutrizione sarebbe opportuno avviare un monitoraggio dei parametri che si riferisce allo stato di salute quantificando il rischio di complicanze si potrebbe accedere a un intervento dietoterapia.

La Decisione di intraprendere una dieta o Diciamo meglio un regime alimentare e molte volte pensata ma non messa in pratica anche perché si va a sviluppare un controllo di tipo cognitivo e tutto questo porta effettivamente a un cambiamento non solo per il nostro corpo ma anche per la nostra mente.

L'Indice di Massa Corporea (IMC, kg/m^2) si calcola:

dividendo il **peso**, espresso in kg per il quadrato dell'**altezza**, espressa in metri,come indice indiretto di adiposità.

BMI	UOMO	DONNA
Peso ottimale	20,1 – 25,0	18,7 – 23,8
Sovrappeso	25,1 – 29,9	23,9 – 28,6
Obesità di medio grado	30,1 – 40	28,7 – 40
Obesità di alto grado	più di 40	più di 40

Tabella alimentare a scopo indicativo.

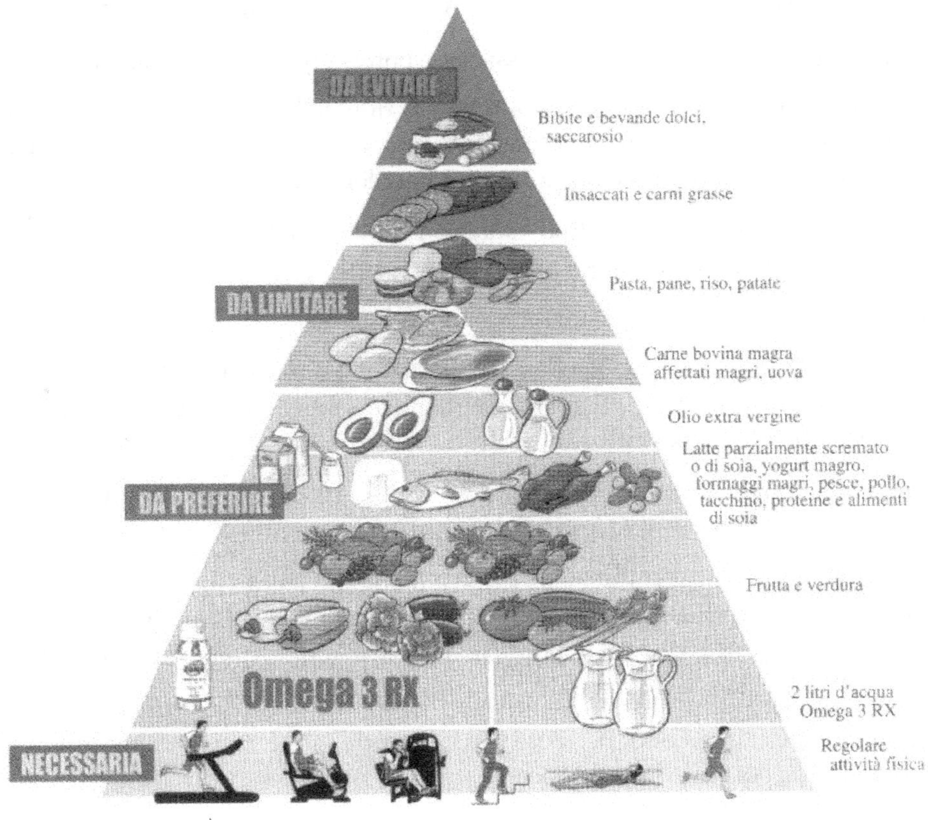

I CONSIGLI DEL BENESSERE

Per cercare di vivere a pieno la tua vita sociale, psichica, e psicofisica, dovresti volerti molto bene, attuando dei piccoli accorgimenti giornalieri che ti aiutino ad aumentare il tuo benessere generale molto importante a livello psichico e a livello fisico.

Mi permetto di suggerirti a piccoli passi come potresti migliorare la tua vita.

Inizia con il rispettare maggiormente le regole di un'alimentazione sana un regime alimentare non di privazioni ma di alimenti che rispettino la natura, alimenti freschi di natura mediterranea con il preferire,frutta, verdura, legumi decorticati,pesce,uova,cereali.

Utilizzare al minimo i cibi di tipo confezionato, che contiene conservanti non sempre consigliabili per un benessere del nostro corpo.

Cerca di utilizzare prodotti di stagione e di filiera corta.

Organizzati in modo tale da seguire un'attività' fisica giornaliera tralasciando mezzi a motore, possibilmente in spazi aperti con del verde, scegliere un luogo adatto alle tue esigenze, piacevole e rilassante.

Ritrova del tempo per te, solo per te,riposo conoscerti più a fondo coltiva hobby fino a ora messi da parte per svariate situazioni.

Cerca di dormire almeno otto ore, il sonno è un ottimo tocca sana dopo una giornata intensa, riequilibra il ritmo sonno veglia con la produzione di melatonina durante la notte, dormire poco potrebbe inibire la produzione di melatonina e aumentare il rischio di malattie cardiovascolari.

Eliminare il peso in eccesso, rischioso per la propria salute, che potrebbe influire in modo negativo su ossa cartilagini e psiche;

Non fare uso di fumo e alcol è poco salutare e contribuisce allo sviluppo di malattie cardiocircolatorie;

Abbi cura di te, cura il tuo aspetto fisico, concediti una giornata per la cura del tuo aspetto, molto importante per aumentare la propria autostima e il benessere psichico;

Inizia ad attuare una politica di prevenzione, senza esagerare, fa dei controlli periodici screening per la tua salute fisica, cura anche la tua psiche, un disagio psicologico tralasciato nel tempo ti potrebbe portare ad avere problemi di salute.

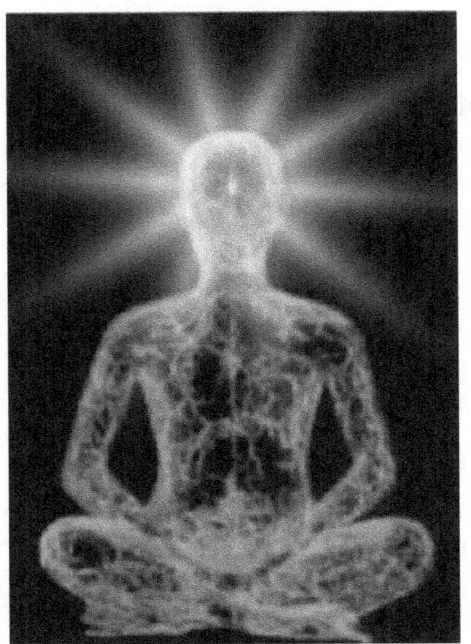

Mente sana in corpo sano.

CAMBIARE IL PROPRIO COMPORTAMENTO ALIMENTARE

Un valido sostegno al cambiamento

Quando s'intraprende una dieta dimagrante sì, esercita un controllo di ordine cognitivo sul proprio comportamento alimentare con l'obiettivo di dimagrire.

Le malsane abitudini alimentari, la sovralimentazione, la vita sedentaria sono le principali cause del sovrappeso e dell'obesità che si sta diffondendo in Italia e su scala mondiale.

Secondo il Ministero della Salute, oggi l'obesità è un problema di salute pubblica che presenta numerosi, rischi sia a livello fisico sia psicologico: infarto, diabete, ictus cerebrale, ipertensione, problemi scheletrici e osteoarticolari, problematiche emotive.

Ansia, depressione colpa e vergogna) e difficoltà, relazionale e sociale.

Chi desidera dimagrire e migliorare il proprio stile di vita e a conoscenza dei rischi che corre e si è detto spesso "da domani mi metterò a dieta e vado in palestra", consapevole che sovrappeso che è causato, nella maggior parte dei casi, proprio da stili di vita errati e alimentazione scorretta ,possono quindi essere modificati, per riacquistare una ritrovata salute psicofisica.

Le persone che non riescono a perdere peso, pur desiderandolo, si chiedono spesso: "Perché non riesce a seguire la dieta?"e sperimentano diversi regimi alimentari, cambia nutrizionista, dietologo e attività sportiva nella speranza di trovare una soluzione più adatta al loro.

C'è, chi ritiene che sia la dieta a essere sbagliata, chi ritiene che le cause dell'insuccesso e ritmi di vita e troppi impegni che gli impediscono di seguire un regime alimentare prescritto, c'e chi pensa di non essere aiutato abbastanza dai familiari, dagli amici e dal partner.

Le giustificazioni sono le più disparate, e a prima vista sembrano anche avere un certo senso, ma le vere motivazioni dell'interruzione della dieta vanno cercate altrove.

La causa di questi insuccessi può non essere il tipo di dieta, i ritmi di vita, la la scusa di una mancanza di appoggio e aiuto famigliare ma spesso l'approccio è mentale al cibo, alla dieta e a tutto quello che ci ruota attorno.

Le diete si abbandonano primariamente a causa di un atteggiamento mentale sabotante con le ricerche di soluzioni facili ed esterne che potranno avere sempre e solo uno stato di funzione parziale, se non è sostenuto da un reale cambiamento nel modo di approcciarsi psicologicamente al cibo.

C'è un elemento fondamentale per la dieta di successo, oltre ad un regime alimentare corretto è una sana attività sportiva: la nostra mente.

Lo psicologo può essere un valido aiuto per tutte le persone che iniziano una dieta e per le quali la possibilità, di mantenere stabilmente un peso adeguato un normopeso è un fattore fondamentale di benessere.

Il supporto dello psicologo può essere la soluzione per gestire la mente e in particolare i fattori motivazionali, psicologi e comportamentali che promettono l'obiettivo di dimagrimento e mantenimento nel tempo di un sano stile di vita.

Le competenze dello psicologo possono, infatti, aiutare la persona a modificare l'approccio mentale fallimentare nell'apprezzarsi al cibo e all'alimentazione.

L'aiuto psicologico può stimolare la persona a trovare valide motivazioni interne per iniziare una dieta in caso di sovrappeso; sostenere la motivazione a continuare nel tempo un regime alimentare sano; aiutare a sviluppare un atteggiamento mentale utile a gestire a 360 gradi il panorama alimentare.

Il sostegno psicologico alla dieta proposta è tagliato su misura alle specifiche necessità della persona durata limitata nel tempo, è una frequenza concordata che può variare da una volta a settimana a una volta al mese.

L'approccio prevede oltre agli incontri in studio, attività casa utile ai fini degli obiettivi di supporto terapeutico concordati.

Solitamente il lavoro di supporto alimentare è finalizzato:modificare l'atteggiamento mentale sabotante intervenire a sostegno sviluppo della motivazione personale lavorare sugli aspetti emotivi implicati nell'alimentazione come stress, ansia, depressione, rabbia nei casi di alimentazione emotiva aumentare l'autostima, l'autoefficacia e la resilienza accrescere la consapevolezza alimentare imparare strategie di gestione dei momenti di fame e tentazioni alimentari, imparare a mangiare consapevolmente, attraverso interventi di Mindfulness (*prestare attenzione, momento per momento*), specifici per gli effetti alimentari, assaporando il cibo e ritornando in contatto con il corpo e il segnale di sazietà.

Nei Disturbi alimentari troviamo una prospettiva cognitivo comportamentale efficace Nel trattamento dei criteri diagnostici come l'anoressia e la bulimia e binge eating le cosiddette abbuffate e i fattori correlati e di rischio collegati allo sviluppo e al mantenimento di questa categoria dei disturbi.

Troviamo dei modelli teorici della terapia cognitivo comportamentale efficaci un approccio comportamentale funzionale, che pone alla base dei disturbi elementari l'evitamento esperienziale e gli sforzi di controllo.

Partendo da questa formulazione funzionale porterà l'attenzione sui membri dell'acceptance And commitment Therapy, cruciali per il trattamento dei disturbi dell'alimentazione.

L'ACT (terapia di accettazione e impegno) è una moderna terapia cognitiva comportamentale che mira direttamente alla funzione dell'alimentazione restrittiva, dell'evitamento esperienziale e agli sforzi di controllo degli individui con disturbi alimentari.

Tale approccio suggerisce lo sviluppo e il mantenimento del comportamento alimentare anormale deriva dall'effetto paradossale del controllo e delle strategie di camping basate sull'evitamento.

Le ACT acceptance and commitment Therapy E volta a ridurre i livelli improduttivi e spesso dannosi di evitamento esperienziale che esacerbano la sofferenza umana.

Gli obiettivi primari di act riguardano lo sviluppo della disponibilità, da parte del cliente a sperimentare gli eventi interni che avvengono, naturalmente, sono a ridurre la sofferenza inutile provocata da strategia di evitamento esperienziale.

L'accettazione implica un approccio contro intuitivo per orientarsi verso una vita nuova e costruttiva, grazie al quale i clienti sono incoraggiati a rinunciare allo sforzo di

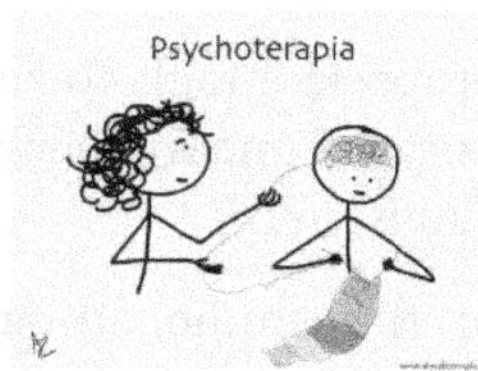

cambiare ciò che non può essere cambiato, con lo scopo di promuovere invece un cambiamento fattibile nell'ambito dei valori efficaci per la loro vita.

L'idea basilare,di rinunciare a programmi di cambiamento inefficaci e impraticabili, per aprire la porta, alla realizzazione di cambiamenti più genuini e profondi.

L'ACT Acceptance and commitment Therapy utilizzando della tecnica defusione cognitiva insegna ai pazienti a rispondere meno letteralmente ai pensieri e alle emozioni legate all'alimentazione e a distinguere se stessi dai propri pensieri e sentimenti.

L'ACT può essere utilizzata nella binge eater disperazione creativa iniziando una psicoterapia con alle spalle, una storia di fallimenti, diete alla moda e farmaci.

I clienti con anoressia sono probabili che abbia tentato diete ed esercizi fisici eccessivi sempre alla ricerca della magrezza.

Lo scopo degli esercizi di disperazione creativa è quello di permettere ai clienti di sperimentare che, nonostante mettano in atto sforzi tremendi, non abbiamo ancora ottenuto risultati per loro soddisfacenti a riguardo al peso corporeo, immagine di Sé e qualità' di vita.

Permettendo alle persone di sperimentare la futilità dei loro sforzi di controllo, il terapeuta -psicologo instilla un senso di disperazione, che creativo e che motiva, perché la situazione è di per sé senza di sé, non il cliente non inizia a cambiare il suo modo di affrontarla.

La chiave e abbandonare gli sforzi inefficaci di controllo sugli eventi interni e assumersi responsabilità in aree della vita che possono essere controllate.

La seconda parte dell'ACT è il controllo del problema.

La parte che si chiarisce con la disperazione creativa, portando i clienti a riconoscere la futilità dei loro programmi di controllo.

È vitale per loro sperimentare che dieta, vomito e abbuffate non sono solo soluzioni che tali comportamenti sono anch'essi ardui.

I tentativi per controllare eventi privati indesiderati non hanno funzionato e sono stati solo un costo in termini di salute e benessere.

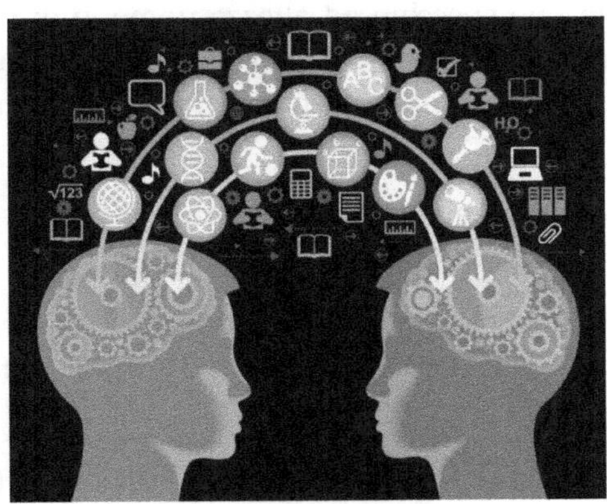

Il terzo parte dell'ACT è l'accettazione.

L'ACT introduce l'accettazione consapevole come la via maestra per approcciarsi alle esperienze di vita.

Nello specifico, L'ACT incoraggia l'accettazione attiva di eventi privati come pensieri e sentimenti.

Si tratta di un aspetto importante del trattamento perché i pensieri e le percezioni che si riferiscono alla taglia corporea, vissuti da individui con un disturbo dell'alimentazione, sono particolarmente resistenti al cambiamento.

Clienti che valutano il proprio corpo e il proprio aspetto non cambia il punto di vista negativo, anche dopo aver modificato con successo il loro comportamento alimentare.

Le applicazioni specifiche di Mindfulness, portare l'attenzione al momento presente in modo curioso e non giudicante, è quindi un processo che coltiva la capacità di portare l'attenzione al momento presente, consapevolezza e accettazione attuale.

Gli elementi costitutivi della Mindfulness, che emergono dalle definizioni riportare sopra (consapevolezza e attenzione) evidenziano quale sia la finalità della pratica di Mindfulness, e quindi la sua tensione etica: l'obiettivo è di eliminare la sofferenza inutile, coltivando una comprensione e accettazione profonda di qualunque cosa accada attraverso un lavoro attivo con i propri stati mentali.

Secondo la tradizione originaria, la pratica delle Mindfulness dovrebbe permettere di passare da uno stato di disequilibrio e sofferenza a uno di maggiore percezione soggettiva di benessere, grazie ad una conoscenza profonda degli stati e dei processi mentali.

I Mindfulness per il comportamento alimentare o i disturbi alimentari includono l'osservazione dei pensieri e dei sentimenti durante l'alimentazione ed esercizi di esposizione agli aspetti del corpo valutati negativamente.

Per esempio, ai clienti è chiesto di notare quali pensieri e sentimenti emergono mentre osservano il loro corpo in uno specchio ad altezza uomo, o di provare l'alimentazione consapevole come alternative alle abbuffate o alle alimentazioni inconsapevoli, che si ha quando una persona mangia così rapidamente da non riuscire a notare la qualità o la quantità del cibo consumato.

Attraverso tali esercizi i clienti apprendono ad assumere una prospettiva osservante verso pensieri e sentimenti indesiderati, relativi al corpo.

L'obiettivo più generale è indebolire la tendenza a re-agire a pensieri e sensazioni ansiosi, includendo le situazioni di evitamento, in cui possono manifestarsi preoccupazioni circa peso e aspetto esteriore.

Lo scopo ultimo dell'accettazione è la defusione con esercizio di Mindfulness è favorire la defusione cognitiva, un processo che porta all'indebolimento del legame di attaccamento o fusione tra gli eventi interni e le nostre considerazioni riguardanti tali eventi.

I metodi di defusione sono usati per creare una distanza "salutare "tra i clienti e il contenuto della loro esperienza privata.

Invece di rispondere al contenuto letterale di un pensiero, i pazienti imparano a rispondere ai pensieri semplicemente osservandoli come tali.

L'ACT utilizza una varietà di tecniche di defusione cognitiva è aiutare il cliente a porsi in relazione con la propria esperienza interna in un modo nuovo.

La defusione, non è finalizzata a correggere la distorsione cognitiva ola percezione sbagliata che un adolescente di 45 kg ha di essere grasso e brutto, ma piuttosto ad aiutarlo a riconoscere che si tratta soltanto di un pensiero, che va considerato per ciò che è: un pensiero che può semplicemente essere osservato e non ha bisogno di essere corretto o combattuto.

L'ACT è un approccio costruttivo al cambiamento comportamentale, volto a migliorare la qualità di vita.

I clienti sono incoraggiati a pensare che cosa vogliano fare, e non che cosa non vogliano fare, avere o sentire.

Questo ri-orientamento è raggiunto aiutando i clienti a definire come dare significato alle loro vite in domini chiave dell'esistenza, come la famiglia, amici relazioni di coppia, tempo libero, spiritualità salute carriera educazione e comunità.

Nel caso della persona anoressica che attribuisce valore all'amicizia, il trattamento non è mirato a ridurre l'insoddisfazione corporea.

Ad accrescere la sua vitalità in modo che possa imparare a socializzare con gli amici, anche quando si sente troppo orrenda imbarazzata, per apparire in pubblico.

Quando i clienti portano l'attenzione sui valori, spesso riconoscono che i comportamenti propri dei disturbi alimentari sono in forte contrasto con i valori di vita prescelti. Per esempio, dieta, abbuffate e condotte di eliminazione possono portare a esaurimento energetico e a condizioni di salute critiche, che ostacolano la partecipazione ad attività che può dare valore alla vita, come sport, svolgi una relazione sociale, attività accademica e comunità.

Per continuare a dedicare la maggior parte del tempo e dell'energia per la dieta, abbuffate e condotte di eliminazione, conducendo una vita vanamente incerta sul cibo, alimentazione e gestione del peso, i clienti sono incoraggiati ad approcciarsi a stimoli, in precedenza evitati, e a intraprendere attività sempre accantonate, per il raggiungimento di un obiettivo personale.

Per esempio quando un adolescente con anoressia decide di voler eccellere nella squadra di nuoto della scuola, ha bisogno di mangiare per avere forza fisica richiesta dal suo programma di allenamento.

INTRAPRENDERE AZIONI DÌ VALORE E SUPERARE LE BARRIERE

Dopo aver identificato i valori verso cui muoversi, il passo successivo più importante implica l'impegno nell'azione.

Spesso degli ostacoli si e ergono non appena la persona persegue direzioni di valore.

La fase finale dell'ACT mira ad aiutare i clienti a fare spazio alle barriere e spostarsi con esse, rimanendo concentrati sui valori. Il caso esemplare di una quindicenne dimostra come, in questo ambiente, la dieta eccessiva possa presentarsi come un ostacolo per una vita che abbia valore.

Vanno ripetuto dunque che, a differenza dei trattamenti convenzionali, l'obiettivo non è ridurre direttamente la paura, ma vivere una vita piena di gratificazioni e di valore.

Vi siano numerosi studi clinici che esaminano l'efficacia di ACT, la ricerca che studia la sua applicazione con i disturbi alimentari è ancora limitata.

Noi abbiamo condotto uno studio a soggetto singolo che documenta la potenzialità di ACT per trattare un cliente adolescente con anoressia.

Un altro studio applicato con successo la terapia cognitivo- comportamentale, basata sulla Mindfulness, in un caso di binge eating.

Entrambi questi studi illustrano punti interessanti della relazione tra accettazione e cambiamento nell'ACT, rispetto alla CBT.

Diversamente dagli approcci CBT tradizionali per i disturbi dell'alimentazione, i trattamenti basati sull'accettazione implicano l'osservazione attenta dei pensieri, emozioni, percezioni e delle relazioni tra essi, accettandoli come fatti, senza provare a cambiarli o eliminarli.

Questi trattamenti non hanno posto in primo piano i problemi dell'alimentazione con i compiti da eseguire per controllare il comportamento alimentare e non hanno tentato di insegnare alla persona a identificare discutere o sostituire le distorsioni cognitive.

Sono tuttavia necessarie successive ricerche, poiché i dati attuali a supporto dell'ACT, come terapia dei disturbi alimentari, derivano da ambiti clinici.

Nello specifico, abbiamo bisogno di investigare l'efficacia dell'ACT rispetto agli standard di cure correnti.

Sono necessari successivi studi controllati e randomizzati per dimostrare gli effetti a breve e a lungo termine della terapia, sia con gruppo di controllo sia in altre condizioni di cura.

Gli adolescenti con disturbi dell'alimentazione, in cui tali problemi, di solito, coinvolgono la famiglia e influenzano il suo comportamento alimentare dell'adolescente e inne-
scano un'utile e intensa lotta con il figlio, che conduce a un'impasse dove entrambe le
parti in lotta, sono bloccati nel loro sforzo fallimentare di controllare il comportamento
altrui.

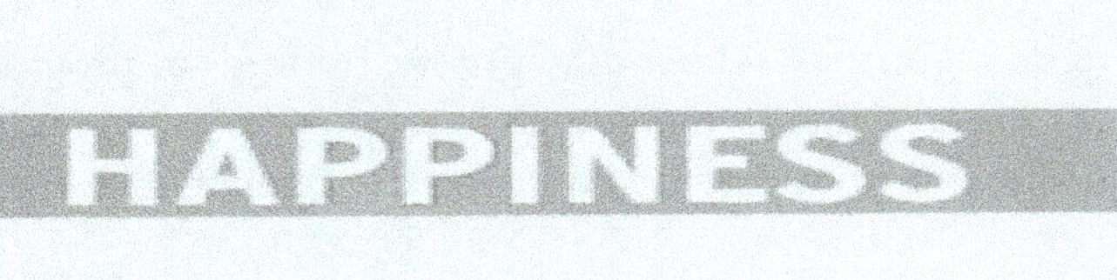

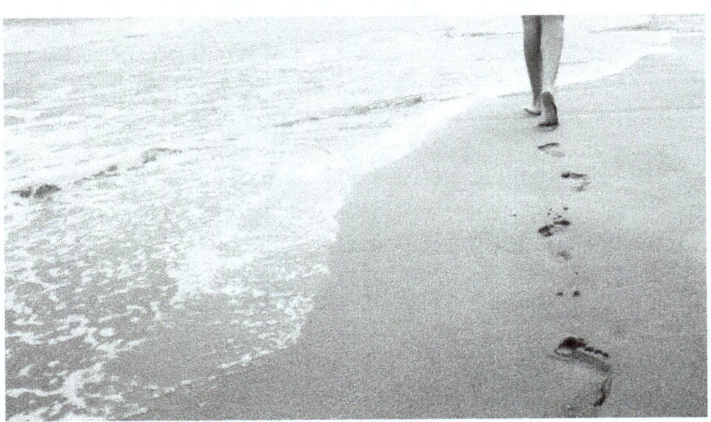

CONCLUSIONI

La strategia di azione nei disturbi alimentari è la terapia cognitivo comportamentale (CBT) attraverso l'automonitoraggio (Anderson et al.,2001). Questa linea di trattamento, sviluppata da Fairburn e colleghi (Clark&Fairburn, 1996), ha un tasso di successo del 40% -50% nel produrre cambiamenti a lungo termine in pazienti con comportamento a-limentare arduo.

Il semplice, fatto di seguire una dieta dimagrante, oppure un programma di alimenta-zione "equilibrata"sia su richiesta medica sia in modo spontaneo, induce l'individuo ad abbandonare un'alimentazione intuitiva a favore di un'alimentazione riflessiva, fondata sulle credenze.

Questo tipo di comportamento alimentare corrisponde a una restrizione cognitiva o "controllo mentale dell'alimentazione ".

Il livello di restrizione cognitiva può variare da una semplice sconnessione dalle proprie sensazioni alimentari a veri e propri disturbi del comportamento alimentare

E alla peggio come un disturbo del comportamento alimentare in sé.

Di fronte ad un paziente in stato di restrizione cognitiva, il primo obiettivo sarà aiutarlo a ritrovare un comportamento alimentare guidato dai suoi sistemi di regolazione fisiolo-gica e dalle sue preferenze alimentari.

Una psicoterapia a orientamento cognitivo consentirà di lavorare sui processi di pensiero disfunzionali che portano a ignorare le proprie sensazioni di fame e sazietà e a mangiare in base ai criteri esterni.

Il fatto di mangiare seguendo invece i propri criteri interni dovrebbe consentire alle per-sone di recuperare un peso forma che dipende a sua volta dalla propria eredità genetica, dal proprio stile di vita e dalla propria storia alimentare ponderale.

SITOGRAFIA

https://febs.onlinelibrary.wiley.com/doi/full/10.1016/j.febslet.2015.05.054

https://www.ncbi.nlm.nih.gov/pmc/articles/PMC5541030/

Wise, R. A. (2004). Dopamine, learning and motivation. *Nature reviews neuroscience*, 5(6), 483-494.

https://www.nature.com/articles/nrn1406?cachebust=1508275714506

- Pubblicato: 01 giugno 2004

Dopamina, apprendimento e motivazione

- Roy A. Wise

Nature Reviews Neuroscience

Volume **5**, pagine483 - 494 (2004)

https://www.nature.com/articles/nrn1406?cachebust=1508275714506

- Pubblicato: 17 aprile 2012

L'obesità indotta dalla dieta promuove un comportamento di tipo depressivo associato ad adattamenti neurali nei circuiti di ricompensa cerebrale

- S Sharma e
- S Fulton

Giornale internazionale dell'obesità

volume **37**, pagine382 - 389 (2013)

https://www.nature.com/articles/ijo201248

https://www.stateofmind.it/2019/04/ossitocina-obesita/

Ossitocina e obesità: l'ormone che modulerebbe i comportamenti alimentari

L'influenza dell'ossitocina sulla regolazione del comportamento alimentare ha portato a sviluppare una nuova modalità di trattamento per l'obesità.

Per saperne di più:

https://www.stateofmind.it/2019/04/ossitocina-obesita/

www.ingramcontent.com/pod-product-compliance
Lightning Source LLC
Chambersburg PA
CBHW050802240726
48654CB00008B/602